口袋里的皮肤科医生

黄褐斑

主　编：李福伦

副主编：严　格
　　　　段彦娟

编　委：郭冬婕
　　　　刘　欣
　　　　华　亮
　　　　杨滢瑶
　　　　王　怡
　　　　程淋燕

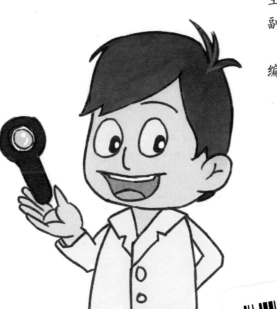

全国百佳图书出版单位

中国中医药出版社

·北　京·

图书在版编目（CIP）数据

黄褐斑 / 李福伦主编 . — 北京：中国中医药出版社，2023.5
（口袋里的皮肤科医生）
ISBN 978-7-5132-8056-3

Ⅰ . ①黄⋯　Ⅱ . ①李⋯　Ⅲ . 褐黄病—诊疗
Ⅳ . ① R758.4

中国国家版本馆 CIP 数据核字（2023）第 039387 号

中国中医药出版社出版

北京经济技术开发区科创十三街 31 号院二区 8 号楼
邮政编码　100176
传真　010-64405721
山东临沂新华印刷物流集团有限责任公司印刷
各地新华书店经销

开本 889×1194　1/24　印张 3　字数 39 千字
2023 年 5 月第 1 版　2023 年 5 月第 1 次印刷
书号　ISBN 978-7-5132-8056-3

定价　28.60 元
网址　www.cptcm.com

服 务 热 线　010-64405510
购 书 热 线　010-89535836
维 权 打 假　010-64405753

微信服务号　zgzyycbs
微商城网址　https://kdt.im/LIdUGr
官 方 微 博　http://e.weibo.com/cptcm
天猫旗舰店网址　https://zgzyycbs.tmall.com

如有印装质量问题请与本社出版部联系（010-64405510）

丛书简介

  随着社会经济的发展、人们生活节奏的加快，皮肤病发病率逐年增高。大部分皮肤病虽然不会危及生命，但对患者生活、工作及人际交往造成严重困扰，影响患者身心健康。

  本系列丛书旨在向读者科普常见皮肤疾病，通过简单易懂、生动有趣的漫画，让患者和家属了解皮肤病的发病原因、常见表现、基本治疗手段及日常养护，以期达到提高大众知晓率、消除恐惧及走出误区的目的。

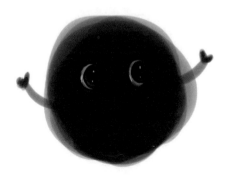

黑色素

酪氨酸酶

目　录

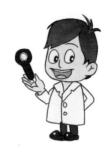

第一章
脸上居然长了黄褐斑

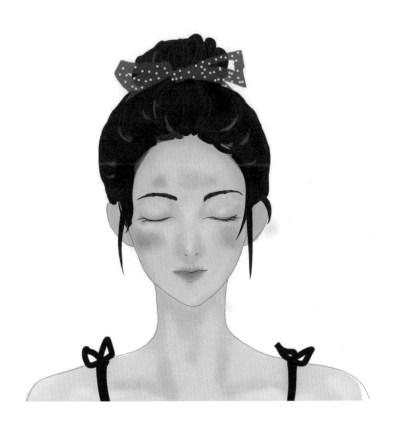

什么是黄褐斑

黄褐斑是好发于面颊部的黄褐色色素沉着斑，多左右对称，形状像蝴蝶，因此又称"蝴蝶斑"。

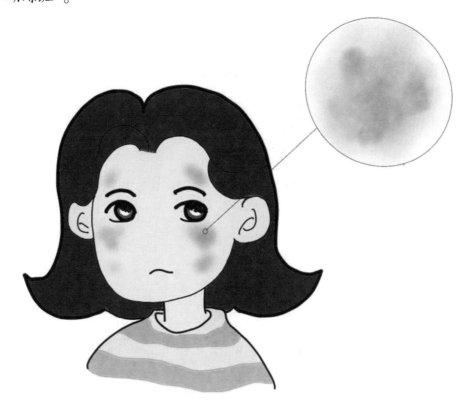

虽面颊部位多见，但有些患者额头、颧骨、鼻部、上唇等部位也可累及。

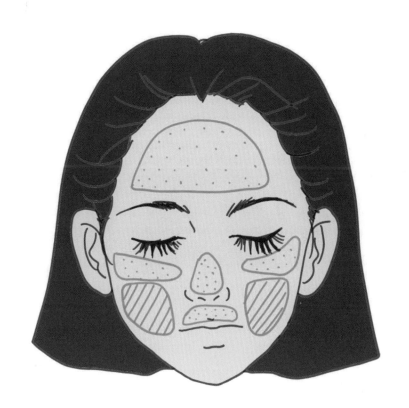

黄褐斑皮损颜色深浅不定，分为深咖啡色、暗褐色或者淡黄褐色。

黄褐斑是中青年女性常见的面部色斑

黄褐斑多见于爱美的中青年女性，虽然这个年龄段的女性很注意保养皮肤。当然，男性患者也可见，只是远不如女性患者多。

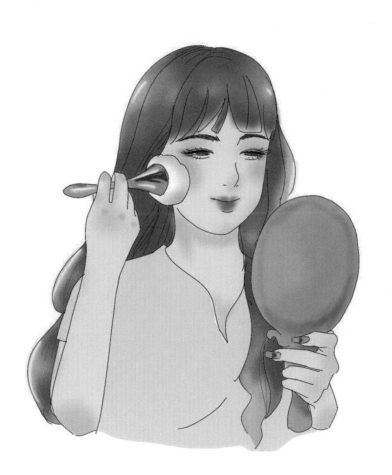

不过，黄褐斑也有易感性，有些人怎么折腾也不长斑，有些人则早早长"斑"。相对来说，肤色深的人更容易长黄褐斑。

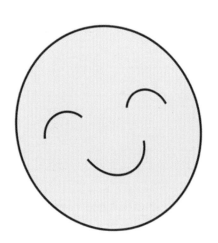

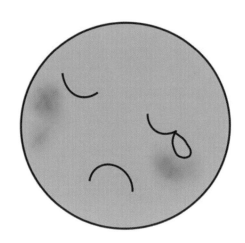

　　我们面部的色斑有很多种，黄褐斑是其中相对常见的一种，也是比较顽固和难治的一种，虽不影响健康，但很影响心情。很多女性为了祛除黄褐斑，想尽各种办法，有时却适得其反，越治越明显。

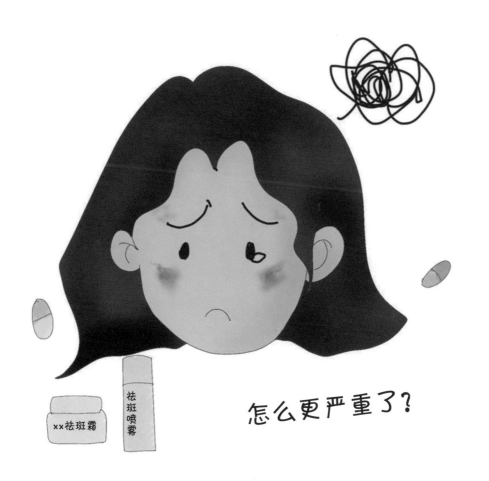

怎么更严重了？

第二章
为什么会长黄褐斑

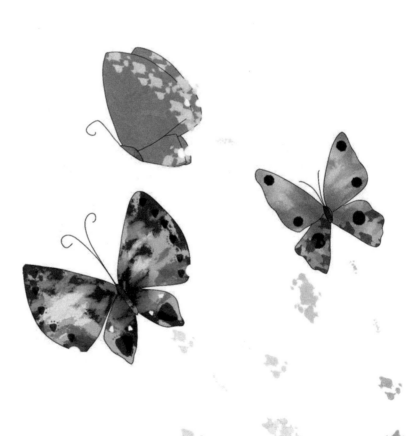

黄褐斑发病的具体原因不明

黄褐斑发病的具体原因目前仍不明确，只是推测可能与某些因素有关。比如日晒后诱发或加重。

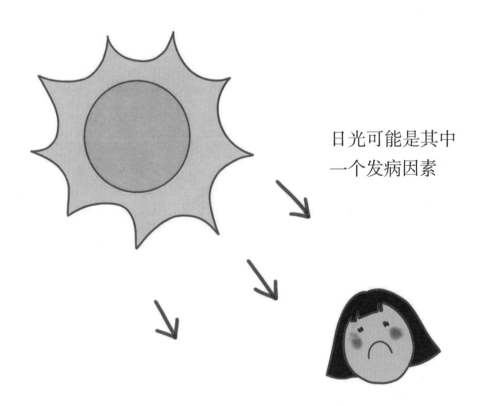

日光可能是其中
一个发病因素

比如多见于青春期到绝经期的女性，怀孕或服用避孕药后加重。

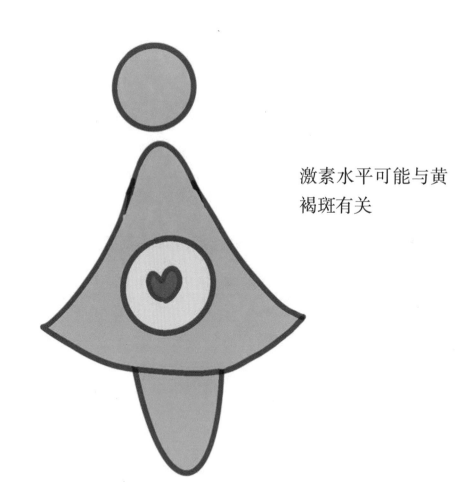

激素水平可能与黄褐斑有关

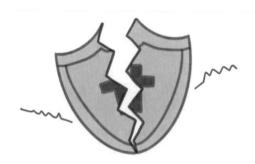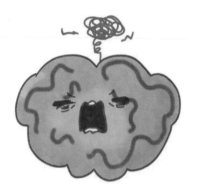

　　此外，局部皮肤屏障破坏及过度刺激、精神因素、内分泌失调、慢性肝肾疾病等都可能是黄褐斑发病的诱因。

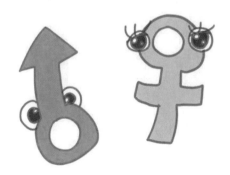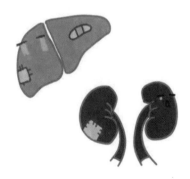

局部增多的黑色素引发黄褐斑

虽然黄褐斑具体的病因和发病机制还不明确，但发生黄褐斑的部位，皮肤内的黑色素增多是既定事实。

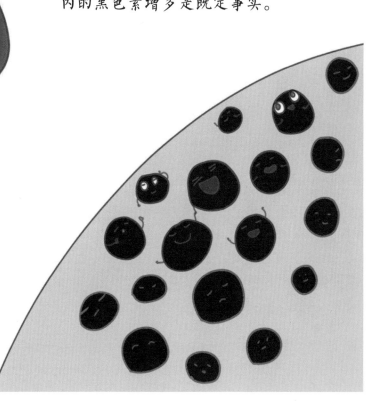

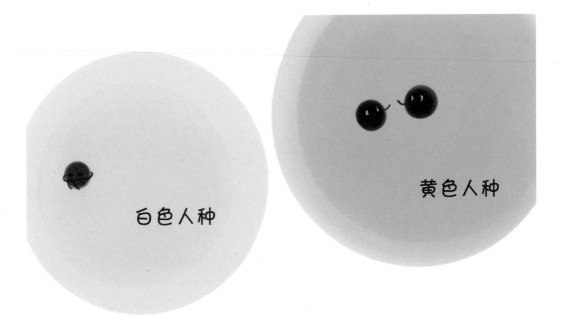

白色人种

黄色人种

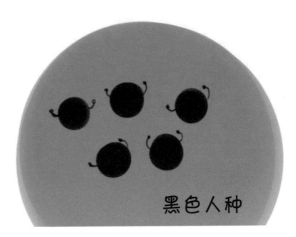

黑色人种

黑色素是我们皮肤内多种色素中的一种，但却是我们皮肤颜色的主要决定者。有的人肤色偏白，有的偏黄，有的偏黑，黑色素是主要决定因素。

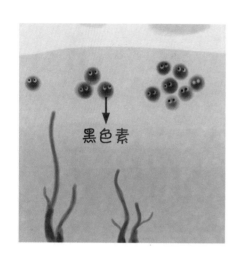

黑色素

一些因素导致黑色素在面部某些部位沉积，累积到一定程度，皮肤颜色变深，出现褐色斑片，或淡褐色，或深褐色，黑色素多的颜色深，少的则颜色淡。

黑色素的产生和消亡

既然黄褐斑由增多的黑色素导致，那么首先要了解黑色素的产生和消亡。

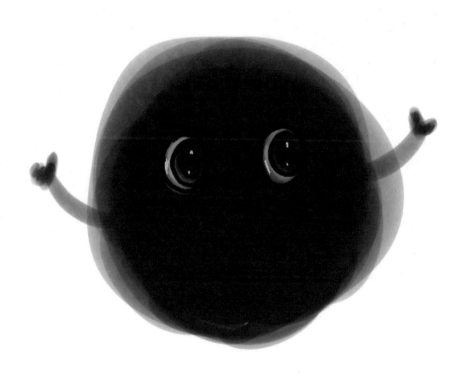

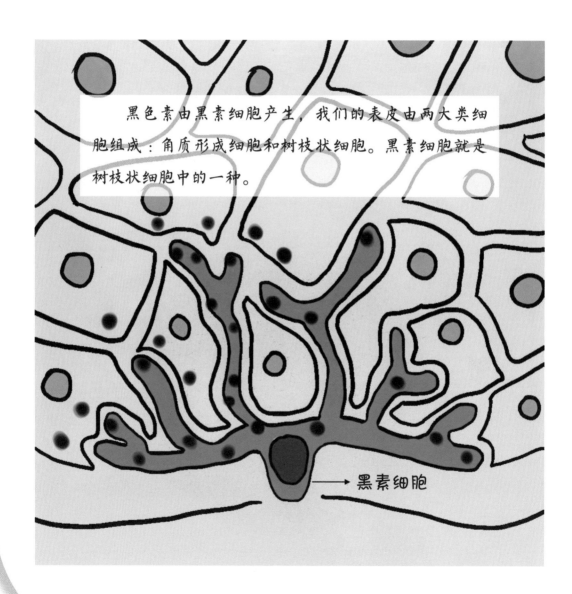

　　黑色素由黑素细胞产生，我们的表皮由两大类细胞组成：角质形成细胞和树枝状细胞。黑素细胞就是树枝状细胞中的一种。

黑素细胞

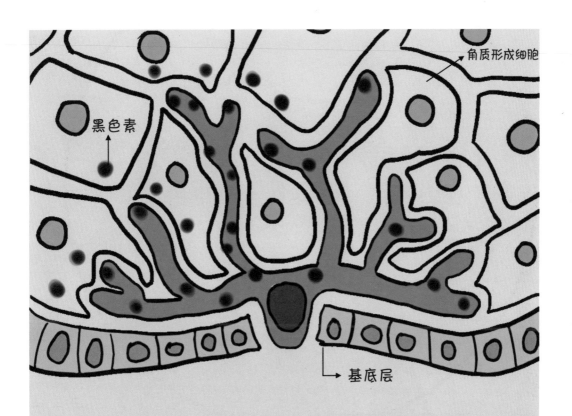

　　黑素细胞镶嵌在表皮细胞的最底层（基底层），具有合成黑色素的功能，身体的不同部位，黑素细胞的数目不同，黑色素的多少不一样，因此皮肤颜色也不一样。

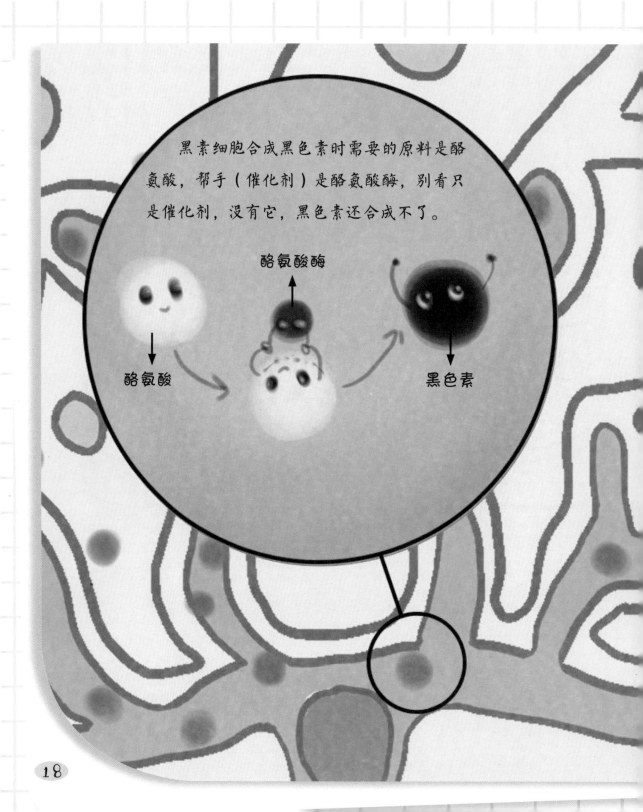

黑素细胞合成黑色素时需要的原料是酪氨酸,帮手(催化剂)是酪氨酸酶,别看只是催化剂,没有它,黑色素还合成不了。

酪氨酸酶

酪氨酸

黑色素

　　黑色素合成后，黑素细胞会把它们转移至邻近的角质形成细胞。然后，黑色素随着角质形成细胞的脱落而与皮肤分离，部分的黑色素还可以在角质形成细胞内直接降解。至此，黑色素走完了自己一生。

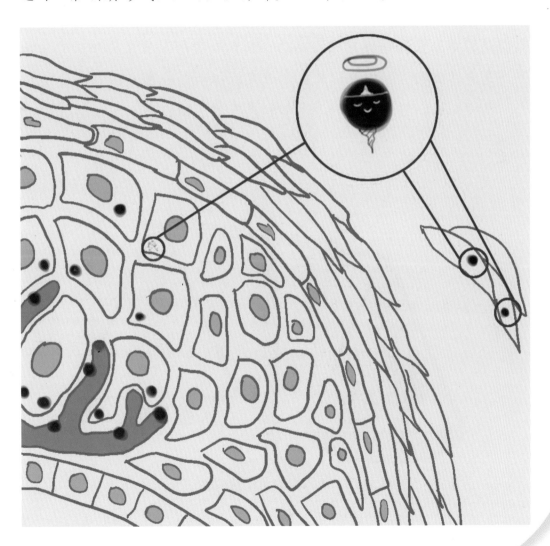

黑色素的代谢紊乱引发色斑

黑色素不断地产生，也不断地被清除，基本处于一种平衡状态，所以我们的肤色能够保持稳定状态，任何一个环节发生变化，产生的多，或者清除的少，均会让黑色素过度沉积而形成色斑。

黄褐斑也一样，发生和消退都和黑色素密切相关。

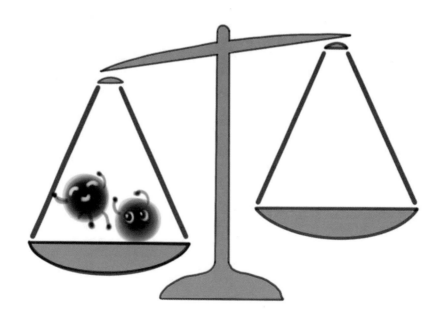

第三章
脸上的斑都是黄褐斑吗

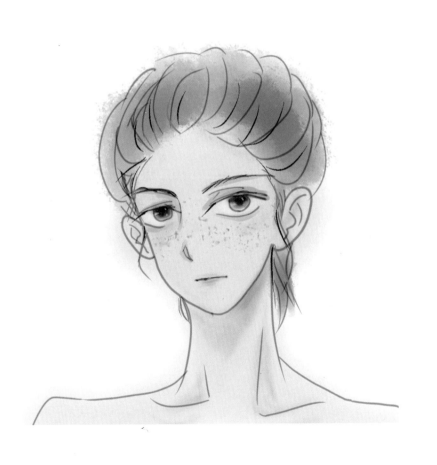

复杂多样的面部色斑

随着年龄的增长，几乎每个人面部都会出现色斑，色斑的种类有多种，如雀斑、黄褐斑、老年斑、太田痣样斑、炎症后色素沉着等，黄褐斑只是其中的一种。

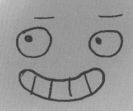

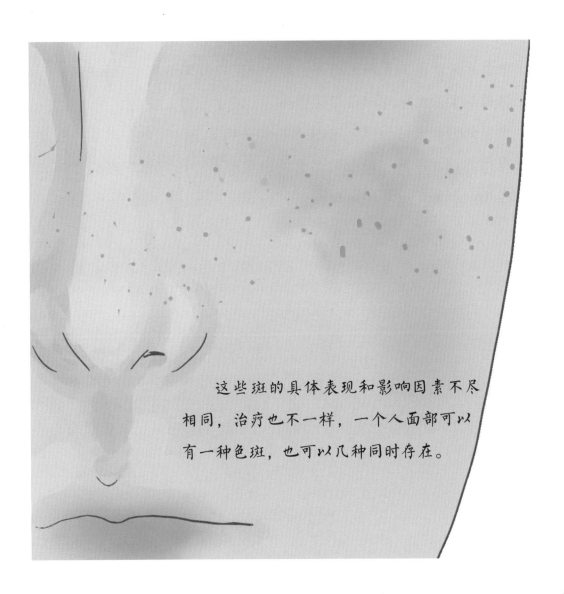

这些斑的具体表现和影响因素不尽相同，治疗也不一样，一个人面部可以有一种色斑，也可以几种同时存在。

靠什么诊断黄褐斑

中青年女性多见黄褐色斑片，具有一定的好发部位。多数情况下，医生根据临床表现就可以诊断黄褐斑。

在黄褐斑初发的时候，皮损还不是很明显，这时如果做了不适当的面部治疗或者保养，就会加速黄褐斑的形成，所以能够辨出黄褐斑是否存在，是要有一定功底的。

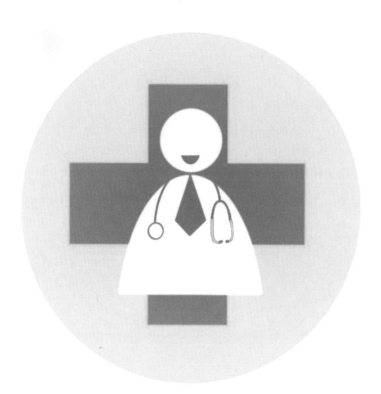

虽然诊断不难，但随着年龄的增长，面部往往同时存在几种色斑，准确地判断每一处色斑究竟是什么斑，需要医生有很深厚的专业知识，只有诊断明确，才能合理治疗。

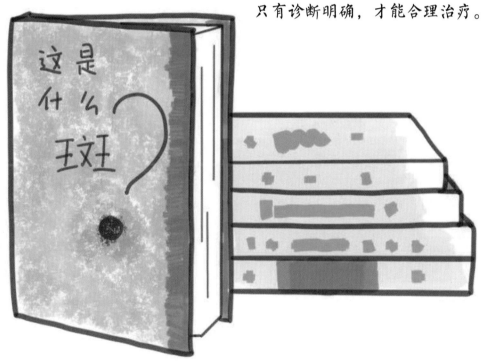

雀 斑

淡褐色或褐色斑点，针头至芝麻粒大小，直径1～3mm，形状为圆形或不规则，数目少则几个，多可达上百个，疹子孤立，不融合。

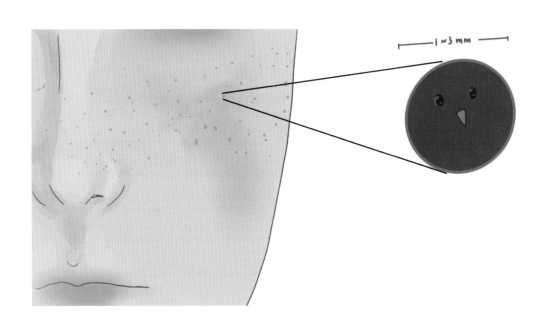

好发于鼻部、面颊，手背、颈部，肩部也可见，总之，多发生在日光照得到的部位。

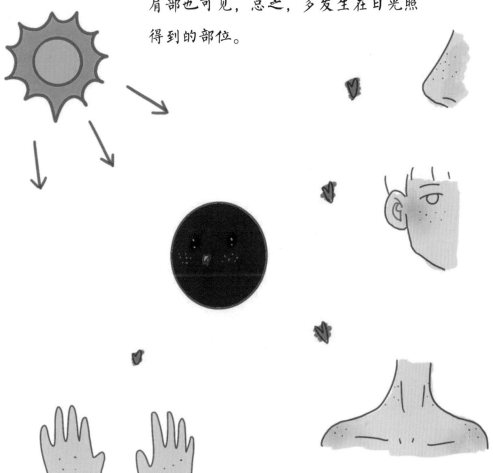

3～5岁开始出现，女性多见，肤色偏白、皮肤偏干者多见。

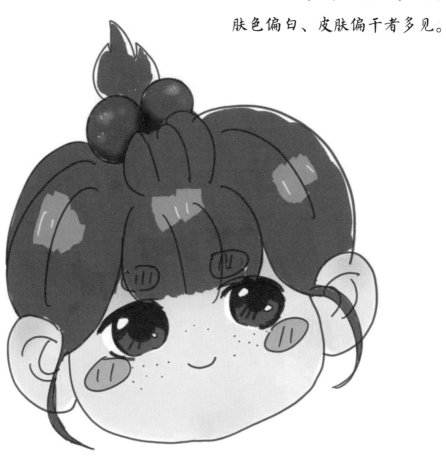

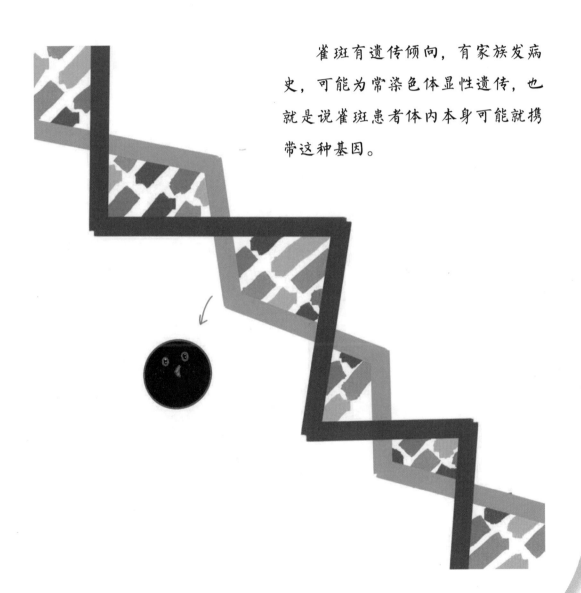

雀斑有遗传倾向，有家族发病史，可能为常染色体显性遗传，也就是说雀斑患者体内本身可能就携带这种基因。

　　随着各种现代化激光及光子的推广应用，祛除雀斑相对简单，治疗效果是较为肯定的。

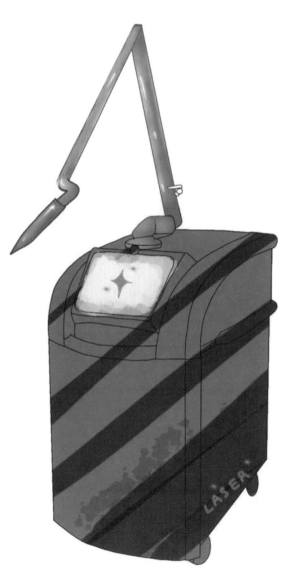

然而，再完美的治疗也不能阻止雀斑复发，往往过了几年又卷土重来。

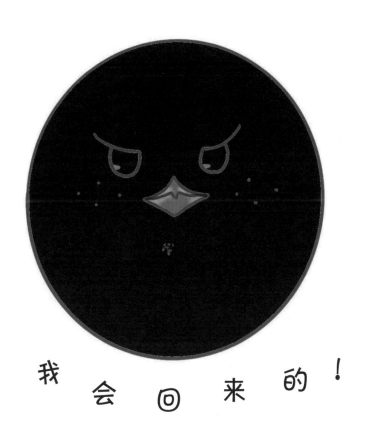

我 会 回 来 的！

老年斑

老年斑是俗称,正式名字为"脂溢性角化病",因为多见于老人,所以又称"老年斑"。其实它是一种常见的皮肤良性肿瘤,极少发生癌变。

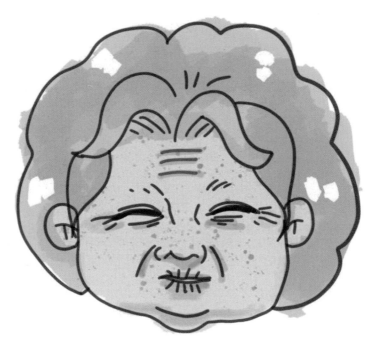

　　它可为褐色扁平的斑片、隆起的斑块，或者一个个鼓起的小丘疹。总之，不同阶段，皮损不太一样。

　　一开始多为片状，表面光滑，边界清楚，以后可逐渐增厚、隆起、粗糙，颜色加深，表面可有一层油脂性厚痂。皮损变化缓慢，大多经过几年时间逐渐增大。

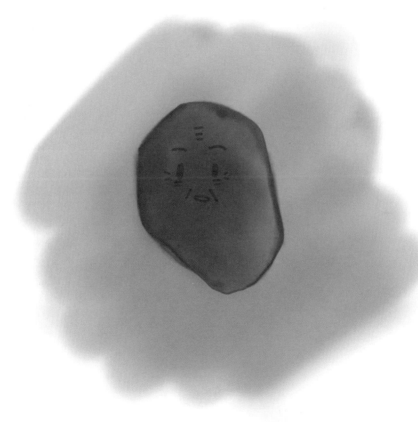

任何部位都可出现老年斑，但以头面部、躯干部及上肢部最为常见。单个或多个，有的多达几十个。

多见于老人，也有青壮年时期就开始长老年斑的。

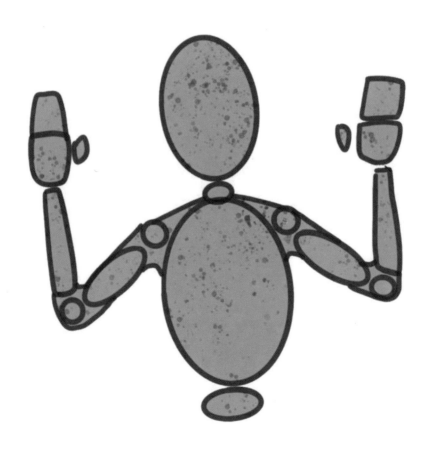

老年斑是由于表皮的角质形成细胞成熟缓慢，过度增生引起的，但确切的病因还不明确。

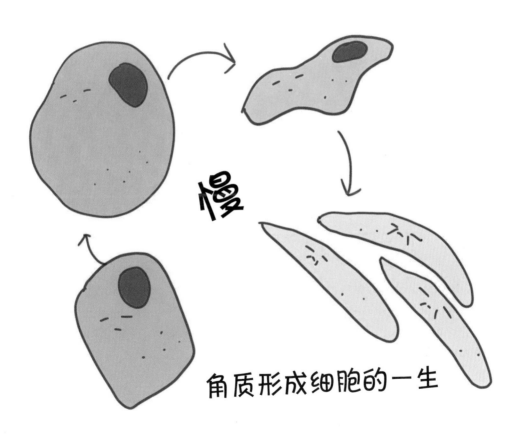

慢

角质形成细胞的一生

老年斑为良性病变，无自觉症状，不考虑美观，一般不必治疗。

临床上常用的有 CO_2 激光、Q 开关激光、强脉冲光等治疗方法，需根据皮损的不同表现选择合适的激光。

当然，如果皮损近期增大过快或有瘙痒等不适，需及时就医，必要时选择手术切除。

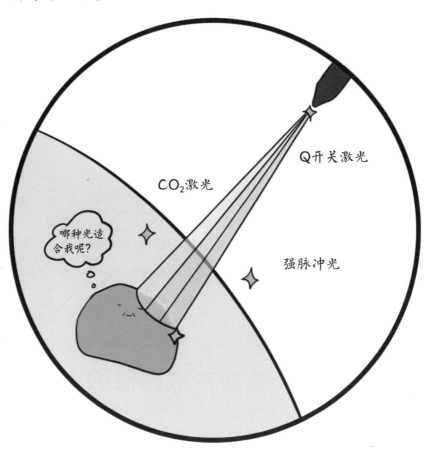

颧部褐青色痣

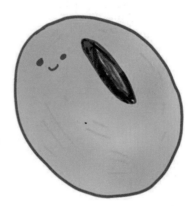

特点为斑点状的黑灰色色斑，两侧对称，米粒至黄豆大小，孤立而不融合。

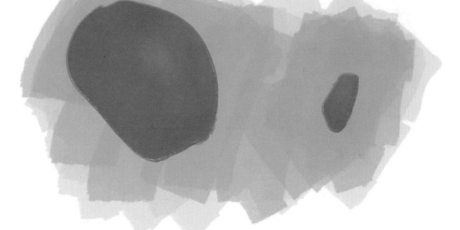

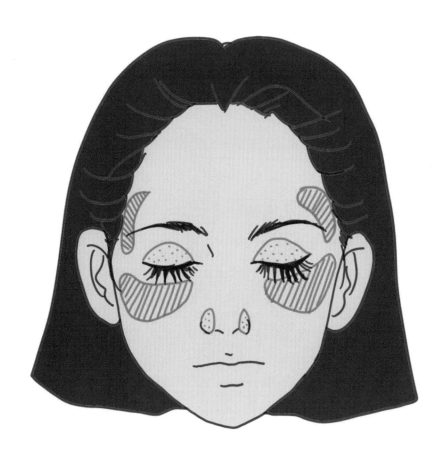

颧部、颞部多见，少数见于眼睑、鼻翼。

多见于青壮年，20岁以后发病，25~45岁多见，女性多于男性。

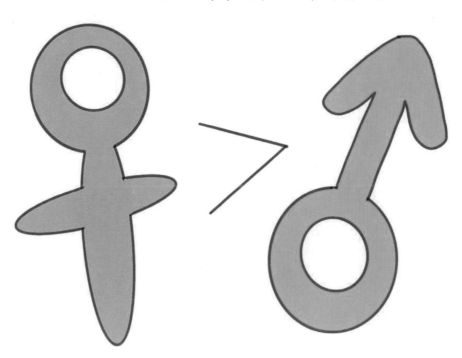

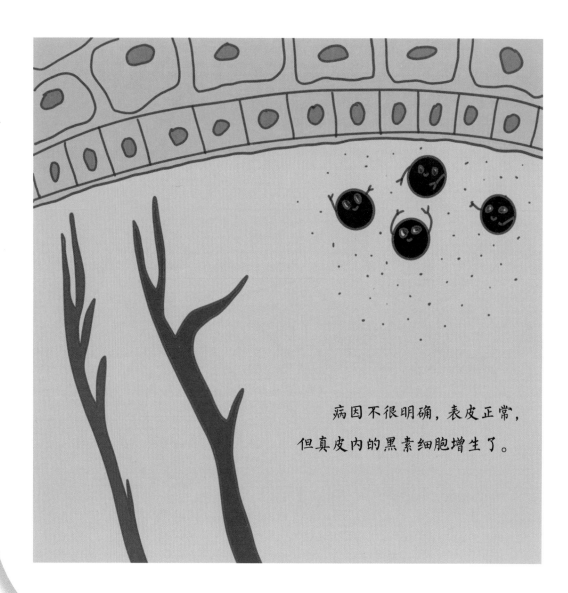

病因不很明确，表皮正常，但真皮内的黑素细胞增生了。

多选用激光治疗，特定波长的激光可以直接破坏真皮黑素细胞中的黑素颗粒，黑素颗粒被破坏后再被我们自身的巨噬细胞清除。色淡而范围小的，可以尝试液氮冷冻、化学剥脱等方法。

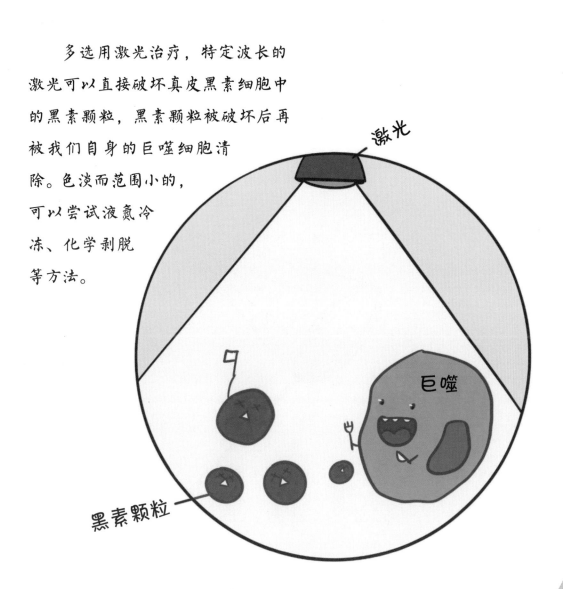

激光

巨噬

黑素颗粒

第四章
如何应对黄褐斑

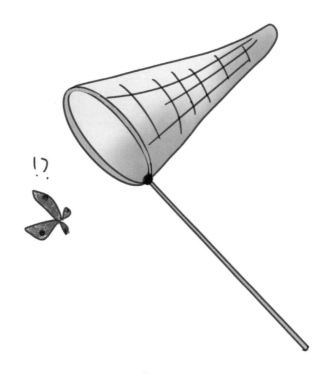

我们需要一个正确的心态

黄褐斑是多少女人的眼中钉，看到就影响心情。明明每天认真洗脸，可顶着一块斑，像没洗干净一样，于是，想尽一切办法急切"下斑"。

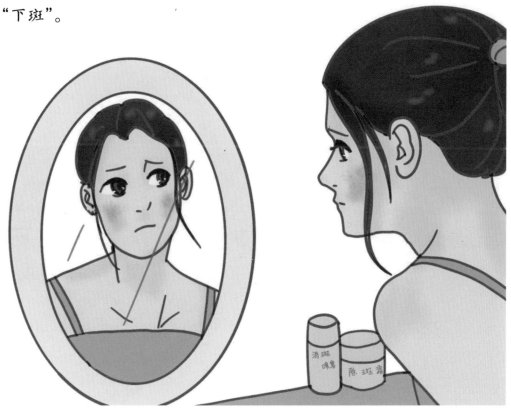

　　然而，黄褐斑形成的具体原因还不是很明确，目前仍缺乏特别有效的治疗方法，这种色素沉着处理不好会出现更严重的反弹，只有恰当合理的治疗才会使黄褐斑慢慢变淡、缩小。治疗期间，是漫长而棘手的，考验的是医患双方的耐心及患者的配合度。

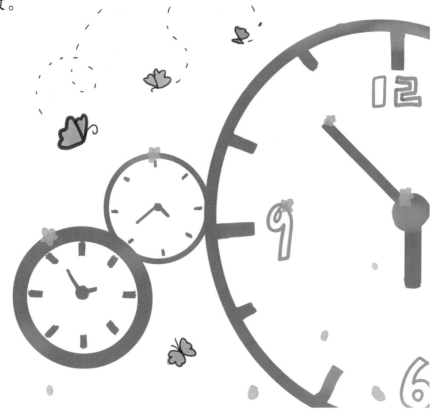

黄褐斑的治疗需要你的参与

改善自身生活习惯，不能说一定能淡化多少黄褐斑，但至少不会起反作用，加重黄褐斑。

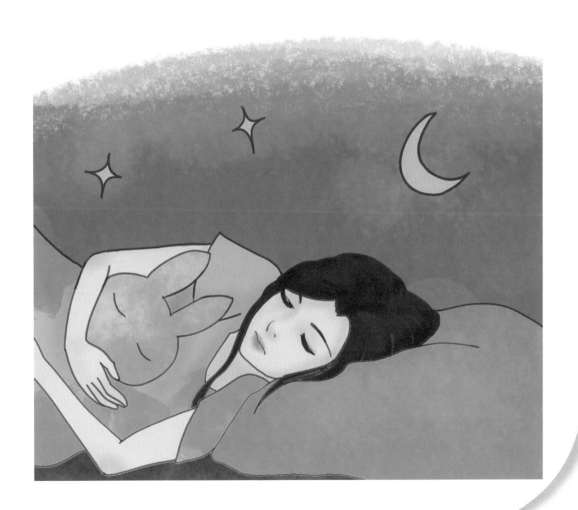

防晒，防晒！还是防晒！！外出戴帽子、涂防晒剂、打遮阳伞！当我们的皮肤暴露于紫外线时，受累的皮肤中，黑素细胞会出于保护皮肤的目的，产生过多的黑色素颗粒，从而加重黄褐斑。

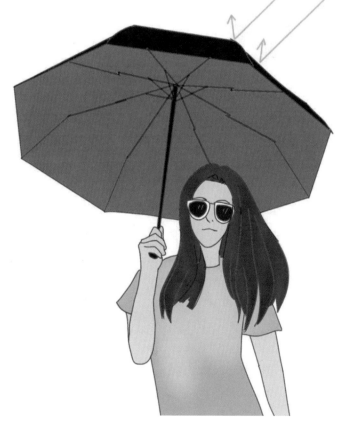

防晒

　　减少对皮肤的刺激，不要过度揉搓，以免破坏皮肤最外层的屏障功能，引起慢性炎症。黑色素产生后，最终的代谢是在表皮的角质形成细胞内完成的，如果一些因素影响了表皮细胞的功能，也会影响到黑色素的代谢。

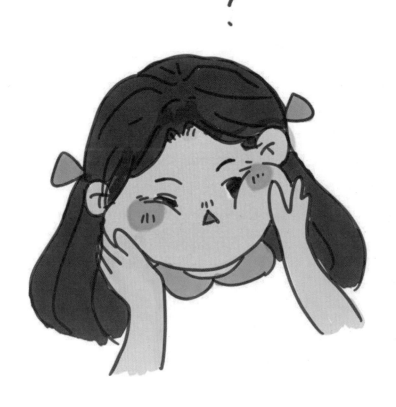

减少刺激

　　皮肤屏障就像我们人体最外面的一堵墙，能够保护我们免受多种不良刺激，屏障不完整了，皮肤就容易受到各种激惹，治疗黄褐斑也要注意修复皮肤屏障。

　　除减少局部刺激外，还可以配合用一些功效性的护肤品，如含有透明质酸、神经酰胺等成分的护肤品，这对修复皮肤屏障有积极的作用（如同长城一样护卫我们的皮肤屏障）。而且，研究证实含有油脂类的产品修复皮肤屏障功能更佳。

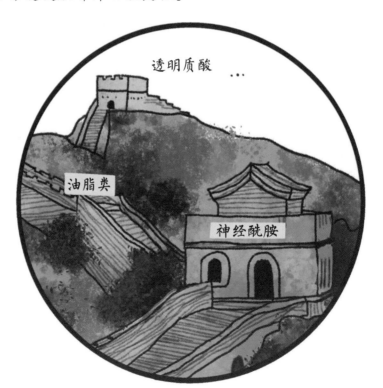

透明质酸 …

油脂类

神经酰胺

修复皮肤屏障

护肤品长城护卫皮肤屏障

　　长期熬夜，不但容易出黑眼圈，还不利于黑素细胞的快速代谢，容易加重色斑。所以，早睡早起，对于黄褐斑的治疗也是王道。

睡好!
心情好!

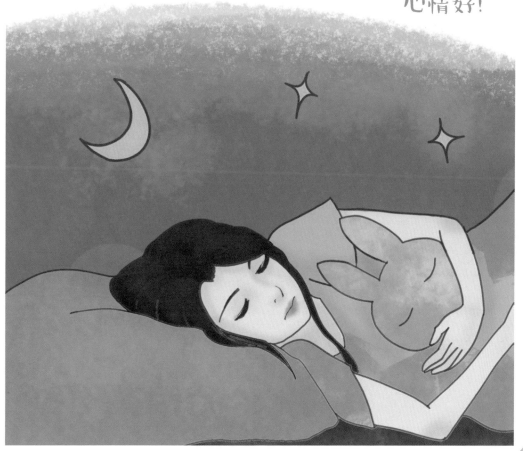

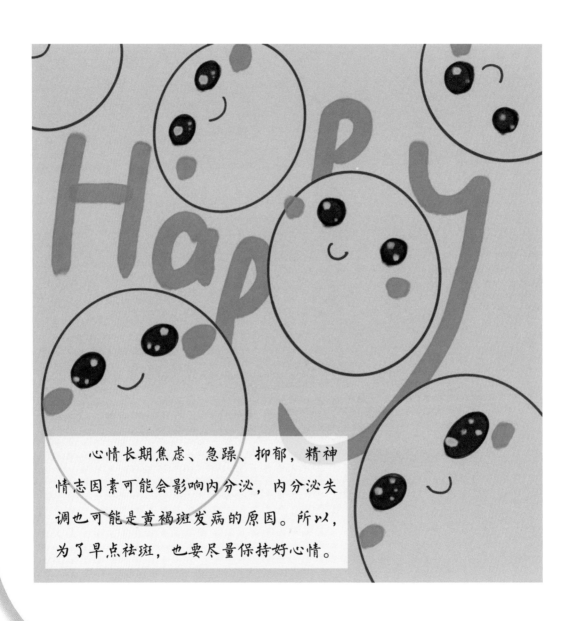

心情长期焦虑、急躁、抑郁，精神情志因素可能会影响内分泌，内分泌失调也可能是黄褐斑发病的原因。所以，为了早点祛斑，也要尽量保持好心情。

唱主角的中医药

中医药治疗黄褐斑，疗效肯定，包括中草药的口服和特色疗法的外治。中医治疗讲究因人而异，同样是黄褐斑，每个人的基本情况不同，治疗也不一样。

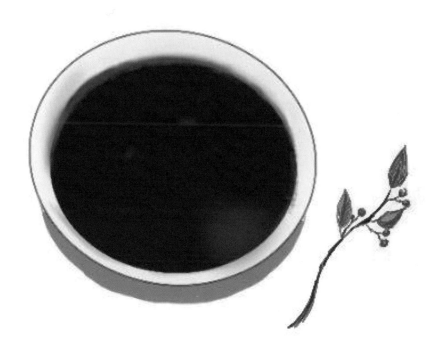

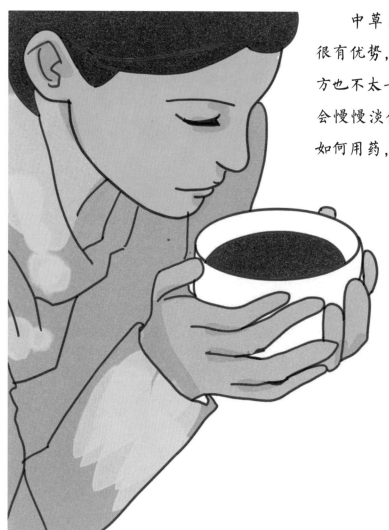

中草药口服治疗黄褐斑很有优势，不同体质的人，处方也不太一样，药用对了，斑会慢慢淡化，且不容易反弹，如何用药，这里面很有学问。

中药口服

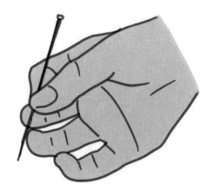

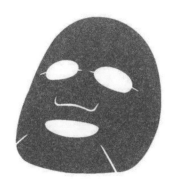

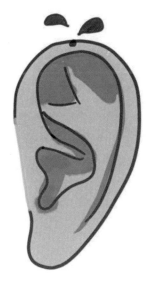

　　针灸、中药药膜、耳尖放血等对黄褐斑的消退都有一定帮助，治疗时也要根据不同的人选择不同的方法，多配合其他疗法一起使用。

中医特色疗法

针对发病环节的西医治疗

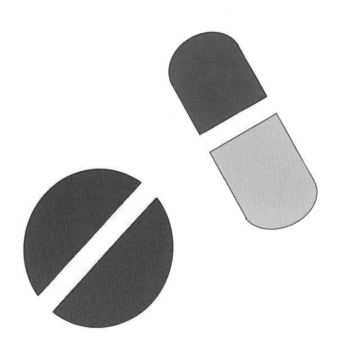

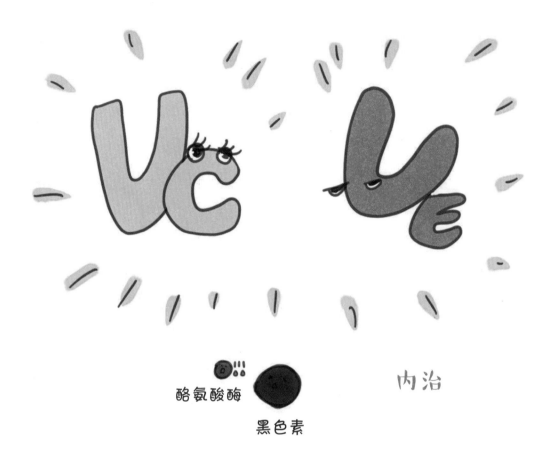

酪氨酸酶

黑色素

内治

　　维生素 C 能够抑制黑色素的形成，对已有的色斑有促进消退的作用，且与维生素 E 联用时效果更明显。

　　氨甲环酸和谷胱甘肽能够抑制酪氨酸酶的活性，在黑色素形成的过程中，催化剂酪氨酸酶也是必需品，抑制了它的活性，黑色素合成自然减少。

55

不过，口服药物各自有不同的注意事项，就连维生素C和维生素E也不是拿来就吃，想吃到什么时候就吃到什么时候。所以，口服药物一定要在专业医生的指导下服用。

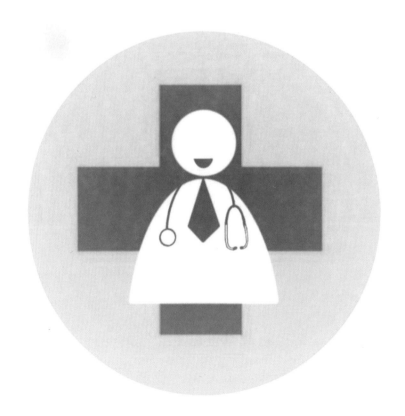

　　氢醌（HQ）和维 A 酸（Tretinoin）主要通过影响酪氨酸酶的活性，从源头上减少黑色素的生成，从而起到减退色素的作用。

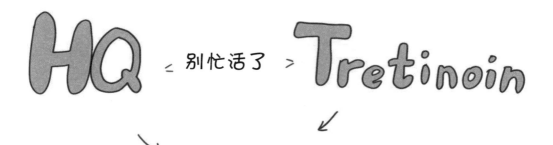

酪氨酸酶

外治

用化学剥脱的方法加速皮肤更新，常用的有果酸、水杨酸、复合酸等，主要是通过促进表皮角质形成细胞的更替，加速黑色素的转运和排出，使色斑减淡，使用后皮肤有焕然一新的感觉，因此又称化学换肤。

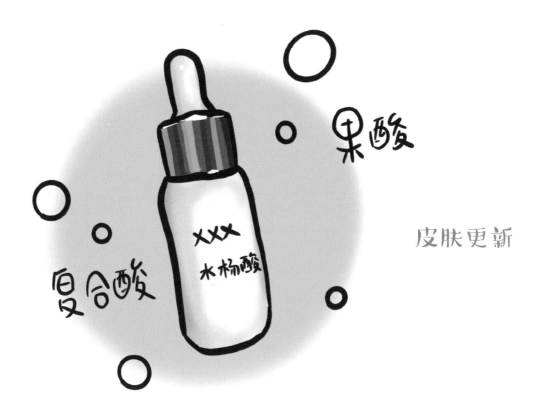

　　需要说明的是，不管是外用药物还是化学剥脱法，都有一定的刺激性，最好做到效果好且刺激性最小。

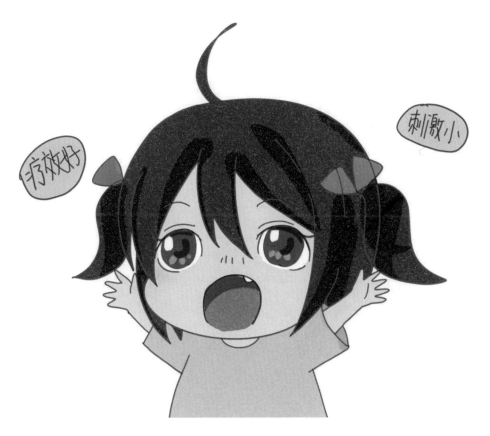

我全都要

祛除黑色素的现代激化光有多种，但用于黄褐斑的治疗还需慎重，认真评估，因为存在激光治疗后黄褐斑再次加重的可能性。

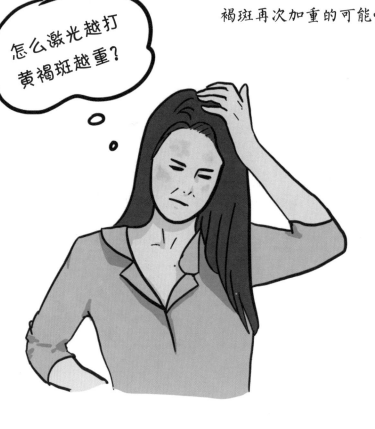

激光

　　液氮是指冻伤表皮，借表皮的自愈达到治疗的目的，对治疗者深浅的把握要求很高，现在使用已不多。

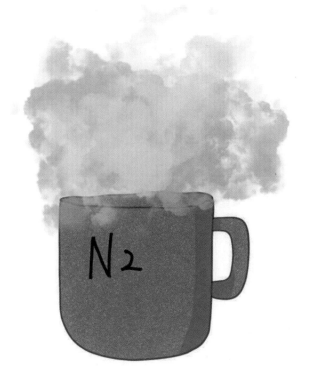

液氮

总之，黄褐斑的治疗方法有多种，各有利弊，没有哪种方法一定能去掉它，很多时候是多种方法的联合使用，不可急于求成。

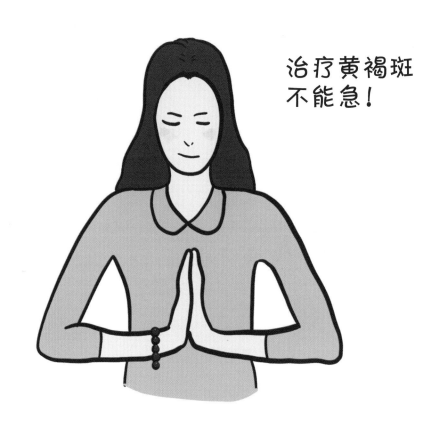

治疗黄褐斑
不能急！

第五章
黄褐斑小小问答

1. 黄褐斑只会发生在脸颊吗？

不是，有些患者额头、颧骨、鼻部、上唇等部位也可累及。

2. 只有女性会得黄褐斑吗？

不是，男性也可见，只是远不如女性患者多。

3. 什么是发生黄褐斑的诱因呢？

日晒、局部皮肤屏障破坏及过度刺激、精神神经因素、内分泌失调、慢性肝肾疾病等。

4. 黄褐斑的发生和消退最主要和什么有关呢？

黑色素。

5. 脸上出现色斑就都是黄褐斑吗？

不是，色斑的种类有多种，如雀斑、黄褐斑、老年斑、太田痣样斑、炎症后色素沉着等。

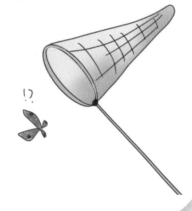

6. 脸上会同时存在多种色斑吗？

是的，一个人面部可以有一种色斑，也可以几种同时存在。

7. 吃一次药就治好黄褐斑吗？

不能，黄褐斑的治疗漫长而棘手，考验的是医患双方的耐心及患者的配合度。

8. 按摩黄褐斑可以使黄褐斑消退吗？

不能，而且在按摩黄褐斑的同时会造成对皮肤屏障的刺激，可能会加重黄褐斑。

9. 如何自我调摄预防黄褐斑复发？

要做到改善自身生活习惯，比如防晒、减少皮肤刺激、稳定的睡眠时间及保持良好的心情。

10. 激光可以祛除黄褐斑吗？

需慎重，因为激光治疗后有可能会加重黄褐斑。

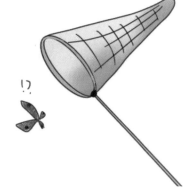

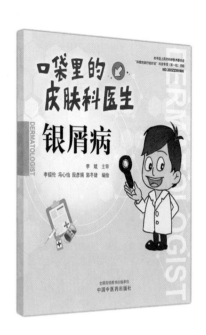

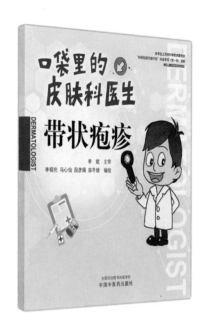

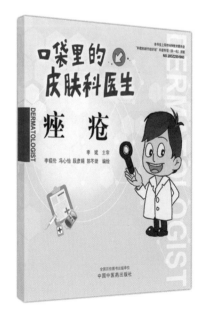

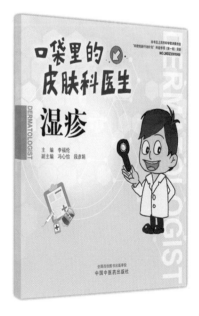

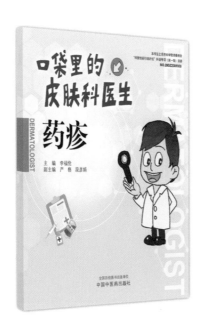

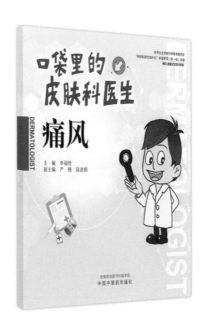

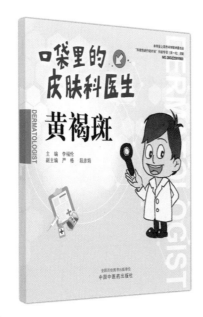

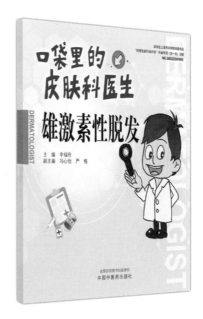